54 Recetas De Comidas Para Diabéticos Que Ayudarán A Controlar Su Condición Naturalmente:

Opciones de Comidas Saludables Para Todos Los Diabéticos

Por

Joe Correa CSN

DERECHOS DE AUTOR

Esta publicación está diseñada para proveer información precisa y autoritaria respecto al tema en cuestión. Es vendido con el entendimiento de que ni el autor ni el editor están envueltos en brindar consejo médico. Si éste fuese necesario, consultar con un doctor. Este libro es considerado una guía y no debería ser utilizado en ninguna forma perjudicial para su salud. Consulte con un médico antes de iniciar este plan nutricional para asegurarse que sea correcto para usted.

RECONOCIMIENTOS

Este libro está dedicado a mis amigos y familiares que han tenido una leve o grave enfermedad, para que puedan encontrar una solución y hacer los cambios necesarios en su vida.

54 Recetas De Comidas Para Diabéticos Que Ayudarán A Controlar Su Condición Naturalmente:

Opciones de Comidas Saludables Para Todos Los Diabéticos

Por

Joe Correa CSN

CONTENIDOS

ACERCA DEL AUTOR

Luego de años de investigación, honestamente creo en los efectos positivos que una nutrición apropiada puede tener en el cuerpo y la mente. Mi conocimiento y experiencia me han ayudado a vivir más saludablemente a lo largo de los años y los cuales he compartido con familia y amigos. Cuanto más sepa acerca de comer y beber saludable, más pronto querrá cambiar su vida y sus hábitos alimenticios.

La nutrición es una parte clave en el proceso de estar saludable y vivir más, así que empiece ahora. El primer paso es el más importante y el más significativo.

INTRODUCCION

54 Recetas De Comidas Para Diabéticos Que Ayudarán A Controlar Su Condición Naturalmente: Opciones de Comidas Saludables Para Todos Los Diabéticos

Por Joe Correa CSN

La diabetes ocurre por la incapacidad del páncreas de producir insulina. La diabetes tipo 1 es clasificada como una enfermedad autoinmune. Es una condición en la cual el sistema inmune del organismo "ataca" a sus propios tejidos y órganos. Lleva a la destrucción completa de células que producen insulina y que están en el páncreas.

La enfermedad no ocurre tan seguido, sin embargo, hay variaciones significativas a lo largo del mundo. Por ejemplo, en Europa y Estados Unidos, el número de personas afectadas es diferente en los países. Se supone que está relacionada con la moda incrementada de obesidad en nuestra sociedad. En los últimos 30 años, el número de personas con diabetes se ha triplicado. Sin embargo, la obesidad no explica el incremento de diabetes tipo 1 en niños, pero algunos estudios proponen que está relacionada con una dieta y estilo de vida poco saludables.

Los síntomas principales son iguales para ambos, niños y adultos. Usualmente, estos síntomas ocurren en unas pocas semanas e incluyen sed, pérdida de peso, fatiga, orinar frecuentemente, etc. Los síntomas más específicos de los niños son dolores de estómago o problemas de comportamiento.

Los médicos diagnostican la diabetes cuando un paciente está sufriendo de una historia inexplicable de enfermedad o dolor abdominal que dura unas semanas. Si usted es diagnosticado con diabetes, será referido a un especialista para esta enfermedad. El tratamiento específico significa que la mayor parte del cuidado médico está dirigido por hospitales en vez de médicos de familia. Sin embargo, al final del día, usted está solo con su enfermedad y depende de usted mantener una dieta saludable.

En este libro, encontrará recetas deliciosas y consejos que puede seguir al cocinar alimentos beneficiosos para los diabéticos. Para ayudarlo a iniciar en este estilo de cocina, una lista de recetas le será brindada. Solo debe seguir las instrucciones y empezar su nuevo estilo de vida nutricional. La mejor parte de todo es que no necesita ser un experto de la cocina para llegar al gusto y efecto deseado en la comida que hace. Las recetas en este libro son lo suficientemente simples para que todos puedan prepararlas.

54 RECETAS DE COMIDAS PARA DIABÉTICOS QUE AYUDARÁN A CONTROLAR SU CONDICIÓN NATURALMENTE: OPCIONES DE COMIDAS SALUDABLES PARA TODOS LOS DIABÉTICOS

Recetas de Desayunos

1. Panqueques Poderosos de Trigo Integral

Ingredientes:

1/3 taza de harina común

½ taza de leche descremada

1 cucharada de polvo de hornear

½ cucharadita de sal

3 cucharadas de mezcla substituta de azúcar

1 huevo

2 cucharadas de aceite de oliva

Preparación:

Combinar los ingredientes en un tazón y mezclar bien con un tenedor o batidora eléctrica. Cubrir y dejar reposar por 10 minutos.

Calentar aceite en una sartén. Usar ½ taza de la mezcla de panqueques para hacer cada uno. Freír por 1-2 minutos de cada lado y servir.

Cubrir con cubierta de chocolate caliente, frutillas, crema batida o cualquier otra sin azúcar.

¿Cómo preparar cubierta de chocolate tibia sin azúcar?

Ingredientes:

4 onzas chocolate sin endulzar (85% cacao)

1 taza de crema batida

½ taza de aceite de coco

8 cucharadas de Jarabe de agave

2 cucharadas de polvo de cacao, crudo y sin endulzar

2 cucharaditas de extracto de vainilla líquido

Preparación:

Calentar el aceite de coco a fuego medio. Derretir el chocolate y añadir el jarabe de agave, polvo de cacao, extracto de vainilla y crema batida. Mezclar bien usando una batidora eléctrica.

Usar para cubrir los panqueques.

Información nutricional por porción: Kcal: 312 Proteínas: 14.5g, Carbohidratos: 42g, Grasas: 18g, Sodio: 350mg

2. Mousse de Moras Sin Azúcar

Ingredientes:

½ taza de moras

¼ taza de frambuesas

1 rodaja de melón mediana

2 tazas de leche descremada

½ taza de crema batida pesada, sin azúcar

Un puñado de copos de avena

canela a gusto

Preparación:

Poner los ingredientes en una licuadora y pulsar para combinar.

Información nutricional por porción: Kcal: 97 Proteínas: 16g, Carbohidratos: 24g, Grasas: 9g, Sodio: 128mg

3.   Gachas Calientes de Banana

Ingredientes:

½ taza copos de avena

1 taza de agua

1 taza de leche de almendra

1 banana, en rodajas

1 cucharada de Mezcla LSA

Sultanas to taste

1 cucharada de miel manuka o jarabe de arce en puré))

1 cucharadita de canela, molida

Preparación:

Hervir 1 taza de agua. Poner la avena en ella y cocinar por unos minutos.

Reducir el fuego y añadir 1 taza de leche de almendra. Hervir hasta que ablanden. Añadir las bananas, canela, miel, 1 cucharada de mezcla LSA y sultanas a gusto.

Servir inmediatamente.

Información nutricional por porción: Kcal: 256 Proteínas: 31.3g, Carbohidratos: 24g, Grasas: 11g, Sodio: 154mg

4.   Súper Avena con Mango

Ingredientes:

1 pack of avena de cocción rápida

½ taza mango trozado

1 cucharadita jarabe de agave o miel cruda

¼ cucharadita de canela

Preparación:

Usar las instrucciones del paquete para cocinar la avena. Añadir el jarabe de agave y canela. Mezclar bien.

Cubrir con mango y servir.

Información nutricional por porción: Kcal: 219 Proteínas: 14g, Carbohidratos: 29g, Grasas: 10g, Sodio: 190mg

5. Avenas Sr. Almendra y Sra. Manzana

Ingredientes:

½ taza copos de avena

1 taza de agua

1 Manzana Alkmene, sin piel y rallada

1 manzana, en rodajas

2 cucharadas de yogurt de almendra, sin azúcar

1 cucharadita de canela, molida

Preparación:

Hervir el agua y añadir la avena. Cocinar brevemente por 2-3 minutos y reducir el fuego.

Añadir una manzana Alkmene rallada y una cucharadita de canela. Hervir por otros 10 minutos. Remover del fuego.

Cubrir con yogurt de almendra y manzana en rodajas. Servir caliente.

Información nutricional por porción: Kcal: 190 Proteínas: 12g, Carbohidratos: 35g, Grasas: 8.9g, Sodio: 219mg

6.   Avena con Almendras y Canela

Ingredientes:

1 pack of avena de cocción rápida

¼ taza de almendras tostadas, en trozos

1 cucharadita de canela

1 cucharadita de jarabe de agave

2 onzas mango en rodajas

Preparación:

Hervir el agua y añadir avena. Cocinar brevemente (por varios minutos) y reducir el fuego.

Añadir la canela y jarabe de agave, y revolver. Cubrir con almendras y rodajas de mango.

Servir caliente.

Información nutricional por porción: Kcal: 119 Proteínas: 17g, Carbohidratos: 27g, Grasas: 9g, Sodio: 158mg

7.   Panqueques con Crema Batida

Ingredientes:

½ taza de harina común

1 huevo

1 taza de leche de coco, sin azúcar

1cup frambuesas

1 cucharadita de extracto de vainilla, sin azúcar

Aceite para cocinar

2 tazas crema batida para cubierta, sin azúcar

Preparación:

Combinar toda la harina y extracto de vainilla en un tazón grande. Añadir la leche de coco y 1 huevo, batiendo. Mezclar bien con batidora eléctrica.

Esparcir aceite para cocinar sobre una sartén antiadherente pequeña.

Verter ½ taza de mezcla de panqueques y cocinar por 3 minutos de cada lado.

Cubrir con 1 cucharada de crema batida y frambuesas.

Información nutricional por porción: Kcal: 298 Proteínas: 31g, Carbohidratos: 42g, Grasas: 26g, Sodio: 335mg

8.   Batido de Bayas Silvestres

Ingredientes:

1 taza de bayas mixtas

2 tazas de leche descremada

1 cucharadita de miel (puede ser reemplazado con jarabe de agave)

1 cucharada de semillas de calabaza

½ taza de agua

¼ cucharadita de canela

Preparación:

Combinar los ingredientes en una licuadora y pulsar para combinar.

Información nutricional por porción: Kcal: 98 Proteínas: 30g, Carbohidratos: 26g, Grasas: 4g, Sodio: 146mg

9.   Copos de Avena con Vainilla Simple

Ingredientes:

¾ taza de copos de avena

1 manzana pequeña, sin piel y en trozos finos

1 cucharadita de gluten-free extracto de vainilla

½ taza de leche de almendra

agua

Preparación:

Poner la avena en un tazón y cubrir con agua. Dejar reposar un tiempo para que la avena se remoje bien y ablande. Colar y transferir a una olla.

Añadir la manzana trozada, mezclar con la avena y agregar 1 taza de agua filtrada.

Hervir y reducir el fuego al mínimo. Añadir el extracto de vainilla y leche de almendra. Mezclar bien.

Cocinar por varios minutos, revolviendo constantemente.

Una vez listo, rociar con canela y servir.

Información nutricional por porción: Kcal: 226 Proteínas: 19g, Carbohidratos: 21g, Grasas: 7g, Sodio: 198mg

10. Diversión de Avena Nocturna

Ingredientes:

½ taza de avena sin gluten

1 taza de leche de almendra sin endulzar

1 cucharadita de canela molida

½ manzana mediana, en rodajas

¼ taza de nueces

1 cucharadita de jarabe de arce

Preparación:

Hervir 1 taza de leche de almendra. Añadir la avena y cocinar por varios minutos. Reducir el fuego al mínimo y añadir la canela molida y jarabe de arce. Mezclar bien y cocinar unos minutos más, o hasta que la avena ablande.

Remover del fuego y dejar enfriar un rato. Cubrir y dejar en la nevera por la noche.

Cubrir con nueces y manzana en rodajas. Puede rociar con más jarabe de arce de ser necesario.

Información nutricional por porción: Kcal: 220 Proteínas: 14g, Carbohidratos: 35g, Grasas: 11g, Sodio: 230mg

11.   Parfait con Crema Batida

Ingredientes:

2 tazas de frutillas

1 taza de crema batida

¼ taza de nueces

Preparación:

Lavar las frutillas, limpiarlas y trozarlas. Batir la crema levemente.

Tomar unas piezas de frutillas para decoración, y aplastar el resto.

Hacer capas en una copa: una de copos, una de crema batida, y una de frutillas. Repetir el proceso hasta usar todos los ingredientes. Decorar con frutillas y nueces picadas.

Información nutricional por porción: Kcal: 90 Proteínas: 26g, Carbohidratos: 29g, Grasas: 5g, Sodio: 150mg

12.   Magdalenas sin Azúcar

Ingredientes:

1 taza de salvado de avena

1 taza de harina de trigo integral o centeno

1 cucharadita de polvo de hornear

1 cucharadita de polvo de vainilla, sin azúcar

2 cucharadas de aceite de girasol

2 cucharadas de Stevia

3 cucharadas de agua

1 huevo

2 cucharadas de jugo de limón

1 taza de arándanos

Preparación:

Precalentar el horno a 350°. Engrasar los moldes de magdalenas y dejar a un lado.

Mezclar el salvado de avena, harina, polvo de hornear y polvo de vainilla en un tazón.

Combinar el aceite, Stevia, agua, huevo y jugo de limón. Batir esta mezcla en la mezcla de ingredientes secos. Añadir los arándanos y jugo de limón. Combinar bien.

Verter en moldes y hornear por 15 minutos.

Información nutricional por porción: Kcal: 317 Proteínas: 21.5g, Carbohidratos: 39g, Grasas: 18g, Sodio: 361mg

13.   Avena con Moras y Jarabe de Agave

Ingredientes:

1 taza de copos de avena

½ taza de moras

1 cucharadita de jarabe de agave

Preparación:

Poner los copos en un tazón y cubrir con agua. Dejar reposar un rato para que se remojen y ablanden. Colar y transferir a una olla. Añadir agua hasta cubrir y hervir. Cocinar por 5 minutos.

Transferir a un tazón y añadir el jarabe de agave. Cubrir con moras.

Información nutricional por porción: Kcal: 219 Proteínas: 8.7g, Carbohidratos: 29g, Grasas: 5.9g, Sodio: 187mg

14.   Huevos Batidos con Frambuesas

Ingredientes:

2 huevos

½ taza de frambuesas

1 cucharadita de jarabe de agave

2 cucharadas de sin azúcar crema batida

2 cucharadas de aceite de oliva

Preparación:

Calentar el aceite de oliva a fuego medio/alto. Batir los huevos y freír por 2 minutos, revolviendo constantemente.

En un tazón pequeño, combinar las frambuesas con jarabe de agave y crema batida. Usar para cubrir los huevos o servir por separado.

Información nutricional por porción: Kcal: 189 Proteínas: 34g, Carbohidratos: 19g, Grasas: 21g, Sodio: 206mg

Recetas de Almuerzos

15. Palta y Huevos con Romero Seco

Ingredientes:

3 paltas maduras medianas, por la mitad

6 huevos

1 tomate mediano, en trozos finos

3 cucharadas de aceite de oliva

2 cucharadita de romero seco

sal y pimienta a gusto

Preparación:

Precalentar el horno a 350 grados. Cortar la palta por la mitad y remover la pulpa del centro. Poner un huevo y tomate trozado en cada mitad, y rociar con romero, sal y pimienta. Engrasar una fuente con aceite de oliva y poner las paltas. Llevar al horno y cocinar por 15-20 minutos.

Información nutricional por porción: Kcal: 280 Proteínas: 28g, Carbohidratos: 41g, Grasas: 20g, Sodio: 303mg

16.   Panqueques Cremoso Para Llevar

Ingredientes:

1 taza de harina común

2 huevos

½ cucharadita de sal

1 cucharada de crema agria

2 cucharadita de polvo de hornear

1 taza de leche descremada

1 taza de queso Cottage

1 taza de espinaca, cocida y colada

Spray de cocina sin grasa

Preparación:

Combinar la harina, huevos, sal, crema agria, polvo de hornear y 1 taza de leche en un tazón. Mezclar bien con una batidora eléctrica hasta obtener una mezcla suave. Cubrir y dejar reposar por 15 minutos.

En otro tazón, mezclar el queso Cottage con la espinaca colada. Batir bien con un tenedor y dejar a un lado.

Rociar spray de cocina sin grasa en una sartén. Usar ¼ taza de la mezcla para hacer 1 panqueque. Freír por 10-15 segundos de cada lado. Esta mezcla le debería dar 6 panqueques.

Esparcir 1 cucharada de la mezcla de queso sobre cada panqueque y servir.

Información nutricional por porción: Kcal: 302 Proteínas: 36g, Carbohidratos: 18g, Grasas: 18g, Sodio: 355mg

17.   Batatas con Claras de Huevo

Ingredientes:

4 batatas medianas, sin piel

6 huevos

2 cebollas medianas, sin piel

1 cucharada de ajo molido

4 cucharadas de aceite de oliva

½ cucharadita de sal marina

¼ cucharadita de pimienta molida

Preparación:

Precalentar el horno a 350 grados. Esparcir 2 cucharadas de aceite de oliva en una fuente de hornear mediana. Poner las batatas en ella. Hornear por 20 minutos. Remover y dejar enfriar. Reducir el fuego a 200 grados.

Mientras tanto, trozas las cebollas en piezas pequeñas. Separar las claras de huevo de las yemas. Cortar las batatas en rodajas gruesas y ponerlas en un tazón. Añadir las cebollas picadas, 2 cucharadas de aceite de oliva, claras de huevo, ajo picado, sal marina y pimienta. Mezclar bien.

Esparcir la mezcla en una fuente de hornear y cocinar por otros 15-20 minutos.

Información nutricional por porción: Kcal: 390 Proteínas: 38g, Carbohidratos: 40g, Grasas: 26g, Sodio: 380mg

18.   Ravioles de Espinaca

Ingredientes:

<u>Ravioles</u>

2 ½ tazas de harina común

½ tazas de agua

3 huevos

3 claras de huevo

½ cucharadita de sal

3 cucharadas de aceite de oliva

<u>Relleno</u>

2 cucharadas de aceite de oliva

2 tazas de espinaca, en trozos

1 taza de queso Cottage

1 taza de yogurt bajo en grasas

¼ cucharadita de sal

¼ cucharadita de pimienta

Preparación:

En un tazón grande, combinar la harina común, agua, huevos, aceite de oliva y sal. Cubrir la masa y dejar reposar en un lugar tibio por 30 minutos.

Hervir la espinaca en agua con sal, colar y cortarla. Combinar con el queso Cottage, yogurt, aceite, sal y pimienta.

Amasar la masa finamente, cortar círculos usando moldes y poner una cucharada de relleno en cada hemisferio. Poner la otra capa de masa y presionar los lados con un tenedor.

Cocinar los rellenos en agua hirviendo con sal y aceite de oliva. Debería tomar unos 15 minutos. Remover de la sartén y colar. Servir con crema baja en grasas encima (esto es opcional).

Información nutricional por porción: Kcal: 390 Proteínas: 41g, Carbohidratos: 45g, Grasas: 26g, Sodio: 398mg

19.   Macarrones Y Atún Liviano

Ingredientes:

1 taza de atún desmenuzado

½ taza de crema agria baja en grasas

2 tazas de macarrones de harina de arroz

1 cucharadita de sea sal

1 cucharadita de aceite de oliva

1 cucharada de aceite vegetal

Algunas aceitunas para decorar (opcional)

Preparación:

Verter 3 tazas de agua en una olla. Hervir y añadir los macarrones y sal. Hervir los macarrones por 3 minutos. Remover del fuego y colar.

En un tazón, combinar el atún con la crema agria. Mezclar bien con un tenedor.

En una cacerola grande, derretir 1 cucharada de aceite de oliva y añadir 1 cucharada de aceite vegetal. Calentar a fuego medio y añadir la mezcla de atún. Freír por 15-20 minutos, revolviendo ocasionalmente. Añadir los macarrones y mezclar bien. Tapar y dejar que se caliente. Servir con aceitunas.

Información nutricional por porción: Kcal: 350 Proteínas: 36g, Carbohidratos: 38g, Grasas: 18g, Sodio: 340mg

20.   Cuartos Traseros de Pollo

Ingredientes:

2 libras de cuartos traseros de pollo

2 cebollas medianas, en trozos

2 ajíes picantes pequeños

1 taza de caldo de pollo

¼ taza de jugo de naranja recién exprimido, sin azúcar

1 cucharadita de extracto de naranja, sin azúcar

2 cucharadas de aceite de oliva

1 cucharadita de mezcla de sazón de barbacoa

1 cebolla morada pequeña en trozos

Preparación:

Calentar el aceite de oliva en una cacerola grande. Añadir la cebolla picada y freír por varios minutos a fuego medio, hasta que dore.

Combinar los ajíes picantes, jugo de naranja y extracto de naranja. Mezclar bien en una procesadora por 20-30 segundos. Añadir esta mezcla a la cacerola y revolver. Reducir el fuego al mínimo.

Cubrir el pollo con mezcla de sazón barbacoa y llevar a la cacerola. Añadir caldo de pollo y hervir. Cocinar a fuego medio hasta que el agua evapore. Remover.

Precalentar el horno a 350 grados. Poner el pollo en una fuente de hornear grande. Cocinar por 15 minutos hasta obtener un color dorado y crujiente.

Información nutricional por porción: Kcal: 180 Proteínas: 41g, Carbohidratos: 14g, Grasas: 30g, Sodio: 80mg

21.   Filete de Res Grillado con Vegetales

Ingredientes:

1 libra de filete de res, de 1 pulgada de espesor

1 pimiento rojo mediano

1 pimiento verde mediano

1 cebolla pequeña, en trozos finos

3 cucharadas de aceite de oliva

Sal y pimienta a gusto

Preparación:

Lavar y secar el filete con papel cocina. Calentar el aceite de oliva a fuego medio en un grill antiadherente y freír por unos 20 minutos (10 de cada lado). Remover del fuego y dejar a un lado.

Lavar y cortar los vegetales en tiras finas. Añadir sal y pimienta. Agregar al grill y cocinar por 15 minutos, revolviendo constantemente.

Servir inmediatamente.

Información nutricional por porción: Kcal: 350 Proteínas: 39g, Carbohidratos: 32g, Grasas: 18g, Sodio: 111mg

22.   Pollo y Arroz

Ingredientes

1 libra de cuartos traseros de pollo

1 taza de arroz negro

3 tazas de caldo de pollo

1 cebolla pequeña, en trozos

1 zanahoria grande, en trozos

½ taza de alcachofa, cocida

½ taza de frijoles verdes, cocidos y colados

½ cucharadita de sal

¼ cucharadita de pimienta

Preparación:

Poner el arroz en una olla profunda. Añadir las cebollas y caldo hasta cubrir la mitad de la carne. Hervir y cocinar a fuego medio hasta que la carne ablande. Remover del fuego y transferir a una fuente de hornear.

Añadir los ingredientes restantes y mezclar bien.

Precalentar el horno a 250 grados. Hornear cubierto por 30 minutos, o hasta que el arroz esté listo, revolviendo de vez en cuando.

Información nutricional por porción: Kcal: 209 Proteínas: 45g, Carbohidratos: 42g, Grasas: 24g, Sodio: 189mg

23. Codero Asado con Arroz

Ingredientes:

2 libras de chuletas de cordero, sin hueso

1 taza de rice

2 ½ taza de agua

1 cucharadita de cúrcuma molida

5 cucharadas de aceite de oliva

¼ taza de jugo de limón recién exprimido

3 dientes de ajo, picados

½ cucharadita de sea sal

½ cucharadita de pimienta molida

1 cucharada de harina común

¼ taza de agua

Preparación:

Hervir 2 ½ tazas de agua y añadir el arroz. Cocinar a fuego medio por 10 minutos, o hasta que el agua evapore.

Remover del fuego y añadir la cúrcuma. Cubrir y dejar a un lado.

Lavar y secar las chuletas. Calentar el aceite de oliva a fuego medio. Añadir las chuletas a una sartén y cocinar por 10 minutos de cada lado. Reducir el fuego y añadir harina, ajo molido, jugo de limón, sal, pimienta y ¼ taza de agua. Revolver bien y cocinar por 15 minutos.

Servir con el arroz.

Información nutricional por porción: Kcal: 355 Proteínas: 46g, Carbohidratos: 42g, Grasas: 31g, Sodio: 389mg

24.   Rodajas de Salmón Crujientes

Ingredientes:

1 libra de salmón fresco, en rodajas de 1 pulgada

1 taza de crema agria

1 taza de Yogurt griego

1 cucharada de polvo de ajo

2 huevos

½ cucharadita de sea sal

1 cucharada de perejil seco

2 cucharadas de aceite de canola

Preparación:

Combinar la crema agria, yogurt griego, huevos, polvo de ajo, sal y perejil en un tazón. Poner las rodajas de salmón en él, cubrir y marinar por 1 hora.

Precalentar el horno a 350 grados. Verter las rodajas de salmón junto con la marinada en una fuente pequeña.

Hornear por 35 minutos. Remover del horno y servir con marinada extra.

Información nutricional por porción: Kcal: 388 Proteínas: 39g, Carbohidratos: 28g, Grasas: 26g, Sodio: 180mg

Bocadillos Sin Azúcar

25.   Panqueques de Frutillas Frescas

Ingredientes:

1 taza de harina común

2 huevos

2 cucharadita de azúcar

1 cucharadita de extracto de vainilla, sin azúcar

1 cucharada de crema agria

2 cucharadita de polvo de hornear

1 taza de leche descremada

1 taza de frutillas frescas

2 cucharadas de aceite para cocinar

Preparación:

Combinar todos los ingredientes secos en un tazón grande. Mezclar bien y añadir 1 taza de leche, 2 huevos y 1 cucharada de crema agria, batiendo. Cubrir y dejar reposar por 7-10 minutos.

Mientras tanto, verter aceite en una sartén antiadherente mediana y precalentar a fuego medio. Verter un poco de mezcla de panqueque y freír por 1 minutos de cada lado, o hasta que dore. Transferir a un plato.

Cubrir cada panqueque con frutillas frescas y servir.

Información nutricional por porción: Kcal: 300 Proteínas: 15g, Carbohidratos: 40g, Grasas: 16g, Sodio: 355mg

26.   Palitos de Queso

Ingredientes:

1 taza de harina común

1/2 cucharadas de polvo de hornear

1 huevo

1 cucharada de margarina

1 taza de queso Gouda rallado

½ taza de leche descremada

Aceite para cocinar

Preparación:

Combinar todos los ingredientes en un tazón y usar una batidora eléctrica para hacer una masa homogénea. Amasar y cortar en tiras de 1 pulgada de espesor.

Precalentar ½ taza de aceite en una sartén antiadherente profunda, a fuego máximo. Añadir los palitos de queso y freír por unos minutos.

Usar papel cocina para remover el exceso de aceite.

Servir caliente.

Información nutricional por porción: Kcal: 412 Proteínas: 41g, Carbohidratos: 35g, Grasas: 26g, Sodio: 487mg

27. Magdalenas de Vegetales

Ingredientes:

Masa para magdalenas (refrigerada)

Para el glaseado:

1 taza de miel

½ taza de Stevia

Vegetales en rodajas a elección

Preparación:

Precalentar el horno a 300 grados. Poner 2 cucharadas de masa para magdalenas en cada molde. Hornear por 20 minutos. Remover del horno y acomodar los vegetales encima. Batir los ingredientes del glaseado en un tazón pequeño. Verter la mezcla sobre las magdalenas y cocinar por 5-6 minutos más.

Información nutricional por porción: Kcal: 312 Proteínas: 36g, Carbohidratos: 44g, Grasas: 29g, Sodio: 690mg

28. Galletas de Avena

Ingredientes:

1 ½ taza de copos de avena

½ taza de mantequilla de maní

¼ taza de almendras picadas

3 cucharadas de jarabe de agave

1 cucharada de semillas de chía picadas

1 cucharada de extracto de vainilla, sin azúcar

3 tazas de leche descremada

Preparación:

Poner 1 taza de copos de avena en un tazón. Añadir los ingredientes secos y revolver.

Agregar la mantequilla de maní y jarabe de agave. Mezclar bien y añadir gentilmente la leche y extracto de vainilla. Formar las galletas usando sus manos, y llevar al horno precalentado. Hornear a 350 grados por 20 minutos.

Información nutricional por porción: Kcal: 320, Proteínas: 41g, Carbohidratos: 56g, Grasas: 19g, Sodio: 519mg

29.   Queso de Untar

Ingredientes:

Una taza de queso Cottage fresco

1 taza de crema

especias y hierbas a gusto (cebollas, cebollines, pimiento rojo, albahaca fresca, etc.)

Un poco de sal y pimienta

2 rebanadas de pan de trigo integral

Preparación:

Mezclar el queso y crema agria, añadir las especias y mezclar bien. Puede servirlo como un plato o para untar.

Información nutricional por porción: Kcal: 340 Proteínas: 44g, Carbohidratos: 59g, Grasas: 21g, Sodio: 615mg

30.   Puré de Manzana Casero

Ingredientes:

5-6 manzanas medianas (Manzana Alkmene)

1 cucharadita de canela molida

6 cucharadas de Stevia

4 tazas de agua

Preparación:

Lavar y pelar las manzanas. Cortar en cuartos y remover el centro. Llevar a una olla grande y verter agua hasta cubrir. Hervir y continuar cocinando hasta que ablanden. Revolver ocasionalmente. Luego de 20 minutos, remover del fuego y colar. Dejar enfriar y aplastar con un tenedor. Añadir la Stevia y canela molida.

Refrigerar por 30 minutos antes de servir.

Información nutricional por porción: Kcal: 98 Proteínas: 7g, Carbohidratos: 38g, Grasas: 5g, Sodio: 140mg

31.   Bolas Frutales

Ingredientes:

1 taza de almendras picadas

½ taza de mantequilla de maní

½ taza de jarabe de agave

2 cucharadas de semillas de chía picadas

¼ taza de polvo de cacao crudo, sin azúcar

¼ taza de chocolate amargo rallado, sin azúcar

¼ taza de leche

Preparación:

Combinar los ingredientes en un tazón y mezclar bien. Formar las bolas usando sus manos y refrigerar por unos 30 minutos.

Información nutricional por porción: Kcal: 360 Proteínas: 11.5g, Carbohidratos: 42g, Grasas: 18g, Sodio: 414mg

32. Desayuno de Crema y Yogurt

Ingredientes:

1 taza de Yogurt turco

1 cucharada de crema batida baja en grasa, sin azúcar

1 clara de huevo

2 cucharadita de miel

½ cucharadita de extracto de vainilla, sin azúcar

Preparación:

Para esta simple receta, combinar 1 cucharada de crema batida con 1 taza de yogurt turco, 1 clara de huevo, ½ cucharadita de extracto de vainilla y 2 cucharadas de miel. Usar un tenedor o batidora eléctrica para mezclar. Dejar enfriar en la nevera.

Información nutricional por porción: Kcal: 119 Proteínas: 33g, Carbohidratos: 7g, Grasas: 17g, Sodio: 150mg

33.   Ensalada de Frutas

Ingredientes:

1 taza de frutas a elección, en rodajas (usamos manzana, durazno, uvas, arándanos y lima)

2 cucharadas de crema batida baja en grasa

1 cucharada de miel

Preparación:

Combinar las frutas en un tazón grande. Añadir la miel y mezclar bien. Cubrir con crema batida. Servir frío.

Información nutricional por porción: Kcal: 190 Proteínas: 21g, Carbohidratos: 44g, Grasas: 12g, Sodio: 143mg

34.   Salsa de Palta

Ingredientes:

2 paltas maduras, sin carozo y en cubos

½ taza de cebollas picadas

2 pimientos jalapeño, sin semillas y picados

3 limas orgánicas, en jugo

2 cucharadas de aceite de oliva extra virgen

2 cucharadas de hojas de cilantro frescas picadas

Sal y pimienta negra molida, a gusto

Preparación:

Combinar todos los ingredientes de la salsa en un tazón grande y mezclar bien con una batidora eléctrica. Cubrir y enfriar hasta que sea necesaria.

Información nutricional por porción: Kcal: 219 Proteínas: 17g, Carbohidratos: 44g, Grasas: 24g, Sodio: 180mg

35.   Coliflor en Puré

Ingredientes:

2 tazas de coliflor, en trozos

Agua fresca

½ taza de leche descremada

1 cucharada de Yogurt griego, sin azúcar

sal

1 cucharadita de menta seca (u otra sazón a elección)

Preparación:

Lavar y trozar la coliflor. Cocinar por 15-20 minutos en agua salada. Colar y aplastar con un tenedor. Añadir leche y yogurt griego y mezclar bien hasta obtener una mezcla homogénea. Añadir más sal y rociar con menta seca.

Información nutricional por porción: Kcal: 119 Proteínas: 36g, Carbohidratos: 19g, Grasas: 17g, Sodio: 121mg

36.   Puré de Huevo y Palta

Ingredientes:

2 huevos

1 taza de leche descremada

1 cucharada de crema agria

1 palta madura

Algunas hojas de menta

sal to taste

Preparación:

Hervir los huevos. Remover y dejar enfriar. Pelar y trozas. Añadir una pizca de sal y dejar en la nevera por 30 minutos. Mientras tanto, pelar y trozar la palta. Poner todos los ingredientes en una licuadora y pulsar por unos 30 segundos. Servir frío.

Información nutricional por porción: Kcal: 216 Proteínas: 35g, Carbohidratos: 39g, Grasas: 28g, Sodio: 189mg

37.   Chips de Col Rizada

Ingredientes:

1 cucharada de sal Himalaya cristalizada

1 puñado de col rizada

Preparación:

Precalentar el horno a 350 grados. Tomar una fuente de hornear y ponerle papel manteca. Usar un cuchillo para remover las hojas de la col. Cortar las hojas en trozos del tamaño de un bocado y lavar.

Hornear hasta que los lados estén ennegrecidos y aplicar la sal a gusto. Esto debería llevar 15 minutos.

Información nutricional por porción: Kcal: 89 Proteínas: 2.9g, Carbohidratos: 28g, Grasas: 0.4g, Sodio: 140mg

38.   Pizza de Frutas

Ingredientes:

2 peras

1 manzana

1 taza de frutillas

Algunas rodajas de ananá

1 taza de duraznos, cerezas, higos (opcional)

½ taza de leche descremada

1 Masa para pizza

1 naranja

1 limón

1 taza crema batida, sin azúcar

Preparación:

Usar las instrucciones del paquete para preparar la masa.

Lavar y limpiar las frutas. Pelar el ananá e higos y cortar en cubos, luego cortar la naranja y el limón con cáscara.

Mezclar la crema batida con la leche hasta que esté suave. Amasar la masa y cortarla en 4 piezas. Poner encima la crema batida.

Hornear por 15 minutos a 350°.

Remover la pizza del horno y decorar con la fruta. Retornar al horno por otros 5 minutos.

Información nutricional por porción: Kcal: 440 Proteínas: 25g, Carbohidratos: 51g, Grasas: 21g, Sodio: 419mg

39.   Ensalada de Bayas Silvestres Mixtas

Ingredientes:

1 taza de bayas silvestres mixtas

1 banana

1 manzana

Preparación:

Cortar y pelar la manzana y banana. Mezclar con las bayas. Enfriar bien antes de servir.

Información nutricional por porción: Kcal: 225 Proteínas: 3g, Carbohidratos: 35g, Grasas: 0.9g, Sodio: 162mg

Recetas de Cenas

40.   Vegetales con Miel al Wok

Ingredientes:

1 libra de pechuga de pollo, sin hueso y sin piel

1 pimiento rojo mediano, en tiras

1 pimiento verde mediano, en tiras

7-8 piezas de maíz bebé

½ taza de champiñones enlatados

1 taza de coliflor

1 zanahoria mediana, sin piel and en tiras

1 cucharadita miel

Sal to taste

1 cucharada de aceite de oliva

Preparación:

Cortar la carne en trozos del tamaño de un bocado.

En un wok grande, calentar el aceite de oliva a fuego alto. Añadir el pollo y cocinar por 10 minutos revolviendo constantemente. Remover del wok. Añadir las tiras de zanahoria y coliflor. Luego, agregar los pimientos verdes, maíz, champiñones y miel. Cocinar por 5-7 minutos. Añadir la carne, mezclar bien, y servir con arroz.

Información nutricional por porción: Kcal: 319 Proteínas: 45g, Carbohidratos: 47g, Grasas: 29g, Sodio: 468mg

41.   Filetes al Champiñón

Ingredientes:

1 ½ libras de bistecs de carne

2 cucharadas de aceite vegetal

½ cucharadita de sal

2 tazas de champiñones

Preparación:

Lavar y secar los filetes con papel de cocina.

En una sartén grande, calentar el aceite a fuego medio. Freír los filetes por 5-7 minutos de cada lado. Reducir el fuego y añadir los champiñones. Tapar y cocinar algunos minutos más. Servir caliente.

Información nutricional por porción: Kcal: 345 Proteínas: 51g, Carbohidratos: 12g, Grasas: 28g, Sodio: 169mg

42.   Estofado de invierno

Ingredientes:

2 libras de carne de estofado

1 cucharada de aceite vegetal

6 onzas de pasta de tomate

2 zanahorias, en tiras

1 tomate grande, en trozos

1 cebolla grande, en trozos

1 taza de champiñones

¼ cucharadas de sal

1 hoja de laurel

2 ½ tazas caldo de carne

1 cucharadita de tomillo seco

3 dientes de ajo molidos

Preparación:

Tomar una sartén y ponerla a fuego máximo. Calentar el aceite vegetal y añadir la carne. Freír de ambos lados hasta que dore. Una vez que esté lista, transferir a una olla a presión. En la misma sartén, freír las cebollas a fuego medio, por unos 5 minutos.

Verter la pasta de tomate a la sartén para remover restos de cebolla y carne. Luego, verter la mezcla en la olla a presión. Añadir los otros ingredientes y revolver. Cubrir, poner el fuego al mínimo, y cocinar por 1 hora.

Información nutricional por porción: Kcal: 416 Proteínas: 51g, Carbohidratos: 42g, Grasas: 32g, Sodio: 557mg

43. Magdalenas de Queso

Ingredientes:

2 tazas de harina común

1 cucharada de polvo de hornear

½ cucharadita de sal

1 taza de leche

2 huevos

¼ taza de aceite de oliva

¼ taza de queso Cottage

¼ taza de espinaca, cocida y colada

moldes para magdalenas

Preparación:

En un tazón grande, combinar todos los ingredientes secos. Añadir, batiendo, la leche y 2 huevos. Mezclar bien con una batidora eléctrica. Esto le dará una masa suave de magdalenas. Añadir la espinaca y queso a la masa y mezclar. Verter la mezcla en moldes para magdalenas.

Precalentar el horno a 300 grados. Hornear por 25 minutos.

Información nutricional por porción: Kcal: 215 Proteínas: 27g, Carbohidratos: 35g, Grasas: 19g, Sodio: 199mg

44. Huevos Rellenos Caseros

Ingredientes:

6 huevos (grandes, hervidos, sin piel)

2/3 taza de mayonesa casera

2 cucharadas de pepinillo, en trozos pequeños

¼ taza de apio, en cubos pequeños

¼ taza de cebolla, en cubos pequeños

1 taza de carne de cangrejo, cocida, removida

1 cucharada de sazón vegetal

sal to taste

pimienta to taste

Mayonesa casera

1 yema de huevo (grande)

¼ cucharadita de sal

¼ cucharadita de mostaza

1 ½ cucharada de jugo de limón recién exprimido

1 cucharadita de vinagre blanco

¾ taza de aceite de palta (puede usar aceite de macadamia también)

Preparación:

Mayonesa casera:

Tomar un tazón grande y batir la yema de huevo, sal, mostaza, jugo de limón y vinagre blanco hasta que la yema empiece a cambiar de color y espesar. Lentamente, añadir ¼ taza de aceite en la mezcla, mientras bate vigorosamente por 1 minuto. Añadir ¼ taza más luego de 30 segundos y el aceite restante todo al mismo tiempo mientras sigue batiendo hasta obtener una mayonesa espesa, cremosa y emulsionada.

Huevos Rellenos:

Cortar los huevos por la mitad longitudinalmente, y usar una cuchara pequeña para remover las yemas cuidadosamente. Dejar las claras a un lado y poner las yemas en un tazón. Añadir los pepinillos, apio, mayonesa, cebollas y sal y pimienta a gusto. Usando un tenedor, aplastar las yemas y mezclar todo junto hasta que esté bien combinado.

Agregar la carne de cangrejo a la mezcla. Agregar 1 cucharada de esta mezcla a cada mitad de huevo. Repetir hasta haber usado todos los ingredientes.

Información nutricional por porción: Kcal: 180 Proteínas: 48g, Carbohidratos: 17g, Grasas: 23g, Sodio: 214mg

45.   Tostadas de Tomate

Ingredientes:

1 taza de tomates cherry, por la mitad

1 taza de repollo colorado, en trozos finos

2 piezas de pechuga de pollo, rallado en trozos grandes

½ taza de frijoles verdes, cocidos

½ taza de maíz, cocido

1 cucharada de chili sauce, sin azúcar

½ cucharadita de sal

1 cucharadita de ajo molido

1 cucharadita de perejil seco

¼ cucharadita de pimienta negra molida

2 cucharadas de jugo de limón fresco

1 cucharada de Stevia

1 cucharadita de orégano seco

3 cucharadas de aceite de oliva

4 tortillas

Preparación:

En una sartén grande, combinar los tomates, orégano y sal. Revolver bien y freír por 2-3 minutos a fuego medio. Sazonar con pimienta. Agregar la carne y cocinar por 10-15 minutos, hasta que dore. Añadir los ingredientes restantes y cubrir. Dejar reposar por 10 minutos.

Cubrir cada tortilla con la mezcla de pollo y vegetales. Servir caliente.

Información nutricional por porción: Kcal: 389 Proteínas: 31g, Carbohidratos: 49g, Grasas: 21g, Sodio: 414mg

46.   Pastel de Espinaca

Ingredientes:

1 pack (9 onzas) de espinaca fresca, en trozos

4 huevos enteros

½ taza de leche entera

2 onzas de queso feta desmenuzado

¼ taza queso parmesano rallado

½ taza queso mozzarella rallado

1 cucharadita de aceite de oliva

sal y pimienta negra a gusto

1 paquete de masa para pastel

Preparación:

Precalentar el horno a 350 grados. Engrasar una fuente con aceite de oliva y dejar a un lado.

Poner 1 masa de pastel en el fondo de la fuente.

Batir los huevos en un tazón, añadir la leche y el parmesano y continuar batiendo hasta que se incorpore bien. Dejar a un lado.

Poner la espinaca trozada en la masa de pastel engrasada y añadir el queso feta desmenuzado. Verter la mezcla de huevo encima y cubrir los otros ingredientes. Poner la otra masa de pastel encima y hornear por 40 a 45 minutos o hasta que el queso se haya derretido y ennegrecido levemente.

Remover del horno y dejar reposar 5 minutos antes de servir.

Información nutricional por porción: Kcal: 399 Proteínas: 42g, Carbohidratos: 44g, Grasas: 26g, Sodio: 415mg

47.   Camarones al Limón

Ingredientes:

1 libra de camarones frescos

1 limón orgánico, en gajos para servir

1 cucharada de romero fresco, para servir

Para la marinada

4 cucharadas de aceite de oliva extra virgen

1 cucharadita de ajo molido

2 cucharadas de jugo de limón orgánico

½ cucharadita de sal

½ cucharadita de pimienta negra molida

½ cucharadita de hojas de tomillo seco

½ cucharadita de orégano seco

Preparación:

Combinar los ingredientes de la marinada en un tazón mediano y mezclar bien. Poner el camarón en él y cubrir bien. Tapar y dejar reposar por 1 hora.

Precalentar el grill al máximo y cepillar con aceite. Insertar 2-3 camarones en cada pincho, cepillar con la marinada, y grillar por 3 minutos de cada lado. Transferir a una fuente para servir.

Servir caliente con gajos de limón y rociar con perejil picado.

Información nutricional por porción: Kcal: 219 Proteínas: 35g, Carbohidratos: 19g, Grasas: 19g, Sodio: 161mg

48.   Pizza Verde

Ingredientes:

1 masa de pizza mediana de trigo integral

¼ taza de salsa de pizza sin azúcar

½ taza de espinaca trozada

1 pepino pequeño, en tiras

½ cebolla pequeña, en trozos

1 taza de queso Cottage

¼ taza de gouda, rallado

2 cucharadas de queso parmesano rallado

1 cucharada de aceite de oliva

Preparación:

Precalentar el horno a 350 grados. Poner la masa de pizza en una fuente de hornear. Esparcir la salsa encima. Añadir la espinaca y cebollas. Rociar con queso Cottage y gouda. Hacer una cama final con el parmesano. Rociar con aceite de oliva. Hornear por 10 minutos, cortar, y poner tiras de pepino encima. Servir inmediatamente.

Información nutricional por porción: Kcal: 419 Proteínas: 28g, Carbohidratos: 46g, Grasas: 25g, Sodio: 660mg

49.   Filetes de Atún Grillados

Ingredientes:

¼ taza de hojas de cilantro frescas trozadas

3 dientes de ajo, molidos

2 cucharadas de jugo de limón

½ taza aceite de oliva

4 filetes de atún

½ cucharadita pimentón ahumado

½ cucharadita comino, molido

½ cucharadita polvo de chile

Sal y pimienta negra

Preparación:

Añadir el cilantro, ajo, pimentón, comino, polvo de chile y jugo de limón a una procesadora y pulsar para combinar. Añadir el aceite gradualmente.

Transferir la mezcla a un tazón, añadir el pescado, y sacudir gentilmente hasta cubrir. Dejar reposar por 2 horas.

Remover el pescado de la marinada y precalentar el grill. Cepillar con aceite, poner el pescado y cocinar por 3-4 minutos de cada lado.

Remover el pescado del grill, transferir a una fuente y servir con gajos de limón o vegetales.

Información nutricional por porción: Kcal: 350 Proteínas: 41g, Carbohidratos: 12g, Grasas: 19g, Sodio: 150mg

Recetas de Postres

50.   Postre de Coco sin Azúcar

Ingredientes:

1 lata de leche de coco orgánica

1 taza de bayas congeladas mixtas

¼ taza de copos de avena

½ banana, sin piel y en rodajas

2 cucharadas de almendras, molidas

1 cucharada de jarabe de agave

agua

Preparación:

Combinar los ingredientes en una licuadora y pulsar por 30 segundos para combinar.

Servir inmediatamente.

Puede añadir cualquier fruta a elección y crear una combinación que sus hijos adoren.

Información nutricional por porción: Kcal: 112 Proteínas: 23g, Carbohidratos: 27g, Grasas: 16g, Sodio: 156mg

51.   Galletas de Chips de Chocolate Caseras

Ingredientes:

1 taza de harina común

1 cucharadita de polvo de hornear

1 taza de mezcla substituta de azúcar

Una pizca de sal

2 cucharadas de ralladura de limón

2 cucharadas de aceite de oliva

2 yemas de huevo

1 cucharada de jugo de limón

2 onzas chocolate amargo (85% cacao), en trozos finos

Preparación:

Combinar todos los ingredientes secos en un tazón mediano. Añadir la leche y chocolate, batiendo. Mezclar bien hasta tener una masa suave. Refrigerar por 30 minutos.

Precalentar el horno a 350 grados. Poner papel de hornear en una fuente.

Amasar en una superficie enharinada hasta un espesor de 2 pulgadas. Usando moldes, formar las galletas y transferirlas a la fuente. Cocinar por 20 minutos.

Información nutricional por porción: Kcal: 212 Proteínas: 24g, Carbohidratos: 46g, Grasas: 18g, Sodio: 373mg

52. Donas sin Azúcar

Ingredientes:

1.5 taza de harina de trigo sarraceno

½ taza de harina de arroz

½ taza de avena en polvo

1 cucharadita de polvo de hornear

2 tazas de leche de almendra sin endulzar

2 huevos

¼ taza de Stevia

½ cucharadita de canela molida

2 cucharadas de aceite de oliva

Para el glaseado:

½ taza de Stevia en polvo

2 cucharadas de cacao en polvo, sin azúcar

1 cucharadita de extracto de vainilla, sin azúcar

¼ taza de leche de almendra

1 cucharada de aceite de oliva

Preparación:

Combinar la harina de trigo sarraceno, harina de arroz, avena en polvo, polvo de hornear, Stevia y canela en un tazón grande. Romper 2 huevos en él, y añadir 2 tazas de leche y aceite de oliva. Mezclar usando una batidora eléctrica. Cubrir y dejar reposar por 10-15 minutos. Rociar harina de arroz en una superficie plana. Amasar y formar las donas. Si la mezcla está muy pegajosa, rociar con más harina.

Verter aceite en una cacerola profunda (2-3 pulgadas del fondo) y calentar al máximo.

Mientras tanto, preparar el glaseado. Mezclar los ingredientes en una cacerola pequeña. Hervir y remover del fuego. Cubrir y dejar a un lado.

Freír las donas por 2 minutos de cada lado, a fuego máximo. Remover el exceso de aceite con papel de cocina.

Remojar cada dona en el glaseado y transferir a un plato. Servir frío o caliente.

Información nutricional por porción: Kcal: 350 Proteínas: 31g, Carbohidratos: 46g, Grasas: 29g, Sodio: 490mg

53.   Copa de Frutas

Ingredientes:

½ taza de queso Cottage

½ taza de crema batida

4 onzas frutas mixtas a elección (funciona bien con casi cualquiera que tenga)

1 cucharadita de extracto de vainilla, sin azúcar

1 cucharadita de Stevia en polvo

1 cucharada de crema de postre sin grasa, sin azúcar

Preparación:

En un tazón pequeño, combinar el queso Cottage con la crema batida, crema de postre y extracto de vainilla. Añadir la Stevia y usar una batidora eléctrica a velocidad media para batir, hasta que se combine bien.

Usar para cubrir las frutas.

Información nutricional por porción: Kcal: 209 Proteínas: 29g, Carbohidratos: 35g, Grasas: 7g, Sodio: 298mg

54. Bebida de Cacao sin Azúcar

Ingredientes:

1 taza de leche de coco

1 cucharadita de cacao crudo, sin azúcar

1 cucharadita de jarabe de agave

1 taza de sin azúcar crema batida

Preparación:

Combinar los ingredientes en una licuadora y pulsar por 30 segundos.

Transferir a un microondas y calentar por 1 minuto al máximo.

Información nutricional por porción: Kcal: 88 Proteínas: 8.9g, Carbohidratos: 10.5g, Grasas: 3g, Sodio: 95mg

OTROS TITULOS DE ESTE AUTOR

70 Recetas De Comidas Efectivas Para Prevenir Y Resolver Sus Problemas De Sobrepeso: Queme Calorías Rápido Usando Dietas Apropiadas y Nutrición Inteligente

Por

Joe Correa CSN

48 Recetas De Comidas Para Eliminar El Acné: ¡El Camino Rápido y Natural Para Reparar Sus Problemas de Acné En 10 Días O Menos!

Por

Joe Correa CSN

41 Recetas De Comidas Para Prevenir el Alzheimer: ¡Reduzca El Riesgo de Contraer La Enfermedad de Alzheimer De Forma Natural!

Por

Joe Correa CSN

70 Recetas De Comidas Efectivas Para El Cáncer De Mama: Prevenga Y Combata El Cáncer De Mama Con una Nutrición Inteligente y Alimentos Poderosos

Por

Joe Correa CSN

www.ingramcontent.com/pod-product-compliance
Lightning Source LLC
Chambersburg PA
CBHW051033030426
42336CB00015B/2848